DRENAJE LINFÁTICO
un masaje contra
LA CELULITIS

Dra. Romin

Dra. Romin
Drenaje linfático : un masaje contra la celulitis. - 1a ed.
Buenos Aires : Dos Tintas, 2009.

1. Drenaje Linfático. I. Título
CDD 615.8

La realización de drenaje linfático debe efectuarla personal
capacitado en esta técnica para evitar daños irreversibles.
La información contenida en esta obra está destinada a
complementar y no a reemplazar el tratamiento médico.
Ante cualquier problema de salud (físico o psíquico), o
antes de cambiar la alimentación, la medicación o la rutina
de ejercicios, se debe consultar al doctor de confianza.

ÍNDICE

INTRODUCCIÓN

INTRODUCCIÓN

Existen en la actualidad estudios médicos que indican que alrededor del 70% de las personas adultas poseen alteraciones en la circulación linfática; y muchas de ellas no lo saben.

El conocimiento de la linfa se remonta a la antigua Grecia, sin embargo, durante siglos, el hombre no reparó en su funcionamiento ni realizó descubrimientos sobre ella. Y aunque el estudio del drenaje linfático se redescubrió promediando la década de 1930 por los daneses Emil y Estrid Vodder, la linfa guarda aún muchos secretos sobre su funcionamiento en el esquema corporal. Sí sabemos, por ejemplo, que una mala circulación linfática es responsable de la celulitis y de un mal aspecto de la piel, entre otras afecciones. Para solucionar esos problemas, se ha desarrollado un sistema de drenaje linfático manual.

El drenaje linfático es un masaje que ayuda a eliminar las toxinas que nuestro organismo acumula diariamente. Se aplica mediante distintas técnicas de movimientos suaves y sencillos utilizando los dedos y las palmas de las manos.

Entre sus muchos beneficios, el drenaje linfático ayuda a combatir la celulitis, purifica la piel, alivia el estrés y relaja el organismo. Influye notablemente, además, sobre el sistema nervioso.

En síntesis, el drenaje linfático es una herramienta ideal para la mujer actual que dispone de poco tiempo y pretende mejorar su calidad de vida con una técnica natural.

El masaje linfático debe ser realizado por un fisioterapista o terapeuta especializado. Los cursos y talleres para realizarlo no son costosos ni complicados y en pocos meses se puede obtener un certificado habilitante para practicarlo.

Por ello desde estas páginas queremos transmitir los conceptos básicos e introductorios del drenaje linfático para entender la importancia que puede tener esta terapia, pero sin dejar de recalcar que existen algunas contraindicaciones para los pacientes. Por lo tanto, es esencial una consulta previa antes de someterse a una sesión.

LOS BENEFICIOS DEL DRENAJE LINFÁTICO

LOS BENEFICIOS
DEL DRENAJE LINFÁTICO

El drenaje linfático es una especie de masaje que se aplica con las manos. Se trata de movimientos lentos, suaves y continuados que se realizan en forma circular y ascendente. Para explicarlo simplemente el drenaje linfático es una técnica terapéutica que, mediante trabajos manuales, pretende "encauzar" la linfa.

Por lo general la rutina comienza con trabajos en el rostro y la mandíbula donde se alojan pequeños pero abundantes nudos linfáticos. Luego sigue por el cuello y las axilas. Posteriormente se pasa a otras zonas como, por ejemplo, las áreas donde se presente la celulitis.

Los trabajos de drenaje linfático para tratar la celulitis disminuyen la grasa acumulada debajo de la piel pues incrementan el flujo de sangre, mejoran la eliminación de toxinas por vías urinarias y normalizan las funciones celulares.

Los especialistas aseguran que para obtener resultados positivos en una sesión de drenaje linfático, la misma debe llevarse a cabo durante un tiempo de entre 45 y 60 minutos, en un lugar agradable. También, es necesario orinar luego de la terapia para eliminar por esa vía las toxinas removidas en el proceso.

En cada punto donde se aplique el masaje deben hacerse entre 3 y 5 movimientos, dejando una pausa de algunos segundos entre cada uno de ellos.

Es necesario recordar que el drenaje linfático sobre el rostro se aplica con la yema de los dedos solamente.

A su vez, en las extremidades, en la espalda, el pecho y en el abdomen, deben usarse, además de las yemas, los dedos y las palmas de las manos.

Además de influir de manera eficiente sobre la celulitis, el drenaje linfático ofrece una importante serie de beneficios:

- Mejora la piel en general y ayuda a combatir el acné, las impurezas cutáneas y a demorar la aparición de arrugas.

- Alivia los dolores de cabeza, serena a las personas con ansiedad, reduce los estados de estrés y elimina la tensión nerviosa.

- Refuerza la acción del sistema inmunológico.

- Aumenta el número de glóbulos blancos.

- Favorece la circulación de fluidos en el organismo.

- Ayuda a asimilar los nutrientes originados en el proceso digestivo.

- Refuerza la energía para solucionar los casos de fatiga crónica.

- Mejora el rendimiento sexual.

- Colabora en la retención de líquidos.

- Actúa como regenerador celular y ayuda a eliminar las grasas acumuladas.

- Favorece el normal funcionamiento de las vías respiratorias.

- Es efectivo para aliviar los dolores provocados por la artrosis y la osteoporosis.

Lograr una correcta circulación linfática nos permite:

- Evitar que la linfa se estaciones provocando la acumulación de desechos y la hinchazón de los tejidos.

- Permitir que el tejido realice una efectiva repartición de los nutrientes en todo el organismo.

- Brindar un aspecto más saludable al tejido cutáneo.

NOCIONES
BÁSICAS

NOCIONES BÁSICAS

Las toxinas que acumula el organismo a diario afectan todos los aspectos de nuestro organismo, desde la salud de la piel hasta la ineficiencia del sistema inmunológico.

Mediante masajes específicos, el drenaje linfático ayuda a eliminarlas y a reducir su impacto negativo en los procesos corporales.

¿Qué son las toxinas? Podríamos decir que son los residuos que genera nuestro cuerpo como resultado natural de todos sus procesos interiores pero que, agobiado por el estrés y el ritmo en el cual vivimos, no puede eliminar por los canales normales.

Esas toxinas quedan en nuestro organismo donde dan origen a otros procesos en los cuales actúan con residuos de medicamentos y de alimentos; o con agentes contaminantes surgidos en el exterior (humos, olores, combustión de motores, desechos ambientales y demás componentes agresivos con los cuales el hombre contamina el aire que respiramos). Si a todo eso le agregamos los vicios perjudiciales como fumar, beber o consumir alimentos "chatarra"; y costumbres nocivas como dormir mal, llevar una vida sedentaria y comer fuera de horario, lo único que hacemos es dar forma a una bomba de tiempo que, inexorablemente, tarde o temprano estallará en nuestro cuerpo.

Los daños de esta acumulación tóxica pueden ir desde dolores de cabeza, calambres o malestares musculares hasta enfermedades terminales.

Esas toxinas se pueden reducir por varios caminos. El principal de ellos es el cambio de hábitos:

- alimentarse correctamente.
- descansar y dormir bien.
- realizar ejercicios.
- abandonar los vicios como fumar y beber.
- reducir la ingesta de café y bebidas estimulantes.

Sin embargo, muchas veces el nivel de contaminación es tan grande que no alcanza con esto y debemos recurrir a diversas terapias (todas aquellas técnicas que sean naturales producirán más beneficios), para mejorar y depurar nuestro organismo.

El drenaje linfático es una de esas técnicas naturales y no invasivas que tiene la finalidad de drenar la linfa y estimular el sistema linfático.

Para comenzar a entrar en tema debemos mencionar la naturaleza de la linfa. Si bien la describiremos en profundidad más adelante, ya debemos saber que se trata del fluido que usando una red de pequeños vasos transporta los nutrientes hacia las células y elimina de ellas los desechos, expulsándolos del organismo. A lo largo de esa red, la linfa atraviesa unas pequeñas estructuras llamadas ganglios que actúan como filtros: allí se depuran los virus, las bacterias, proteínas, células muertas y demás sustancias extrañas que puedan contaminar el cuerpo.

Los ganglios linfáticos se alojan en:

- Axilas
- Ingles
- Garganta

- Abdomen
- Tórax
- Pelvis
- Sobre la clavícula
- Cerca del codo
- Bajo el mentón
- En la parte posterior de las orejas

El drenaje de la linfa es un proceso efectivo, pero que es muy fácilmente alterable por malos hábitos o alteraciones corporales: sedentarismo, exceso de peso y obesidad son factores que alteran irremediablemente el drenaje natural del sistema linfático.

Las toxinas no eliminadas adhieren en las paredes internas de los vasos linfáticos donde forman linfedemas (pequeños bultos) que interfieren con el flujo de linfa. A su vez, la mala circulación de la linfa tiene otros efectos colaterales como:

- pérdida del colágeno y la elastina de la piel
- flacidez
- acumulación de agua y grasa
- celulitis

¿Por qué el drenaje linfático no es "masaje linfático"?

Si bien podemos llamar "masajes" a las maniobras para realizar el drenaje linfático, es necesario aclarar que no se trata de un masaje propiamente dicho.

Los masajes son acciones que requieren apretar y mover con fuerza, mientras que en el drenaje linfático (aún recurriendo a técnicas manuales) se trata de guiar, de avenar y de canalizar el líquido acumulado para conducirlo a los canales de expulsión.

Los movimientos de drenaje son suaves y delicados pues si se hacen con fuerza, podemos lastimar los vasos linfáticos.

La sesión

Hay un procedimiento básico que debe cumplirse antes de una sesión de drenaje linfático.

Es fundamental la preparación del paciente, la implementación de un ambiente sereno y agradable. El comienzo de las maniobras debe hacerse por los vasos linfáticos sanos para aumentar la circulación de la linfa y luego comenzar las maniobras necesarias para drenar los lugares más afectados.

Para esta tarea, se realizan, básicamente, dos maniobras:

- una para evacuar la linfa del área afectada.
- la otra para favorecer la circulación de la linfa.

Las sesiones duran entre 45 y 60 minutos. A su vez, el terapista puede indicar al paciente algunos ejercicios para lograr la contracción de los capilares linfáticos mejorando los resultados del tratamiento y permitiendo una mejora en la circulación de la linfa.

La rutina de una sesión habitual podría incluir los siguientes pasos:

- La paciente sobre la camilla boca arriba y el terapista de pie, detrás de la cabeza de la misma.

- Se controla la respiración y se comienzan con maniobras sobre la zona de la clavícula.

- Se procede a trabajar sobre los laterales del cuello.

- Luego se pasa a la zona posterior de las orejas.

- Se continúa por los ganglios axilares.

• A continuación se trabaja sobre todo el largo de los miembros superiores.

• Se trabaja la zona central del abdomen, muy suavemente. Esta maniobra está más destinada a relajar a la paciente.

• Los movimientos de drenaje se trasladan ahora a los ganglios inglinales.

• Se procede a trabajar sobre los muslos, desde la ingle hasta la rodilla.

• Luego se pasa a la parte inferior de la pierna, entre la rodilla y los tobillos.

• También se trabaja sobre el tendón de Aquiles y la parte superior del pie.

• Las maniobras se trasladan a las plantas del pie.

• Este trabajo suele completarse con maniobras en los dedos de los pies.

A continuación, la especialista coloca a la paciente boca abajo.

• En esta posición se comienza a trabajar en la zona de la nuca.

• Se pasa a la parte superior de la espalda, donde se debe trabajar con la palma de la mano completa.

• Se debe trabajar en la parte baja de los hombros.

• Luego a lo largo de toda la columna vertebral.

• Se sigue por la región lumbar.

• A continuación se hacen maniobras de drenaje en la parte posterior de los muslos desde los glúteos.

• Los movimientos continúan hasta los tobillos.

Para culminar esta sesión básica, se coloca al paciente boca arriba y se hacen algunas maniobras en los ganglios de las axilas y de las ingles.

LA LINFA Y EL
SISTEMA LINFÁTICO

LA LINFA Y EL SISTEMA LINFÁTICO

El agua es el elemento principal de nuestro organismo ya que compone alrededor del 70% del mismo. Ese líquido forma parte (en mayor o menor medida) de los órganos y los tejidos. Hay agua dentro y fuera de las células. En su composición interna y en el espacio extracelular. En ese líquido (llamado intersticial) las células se nutren y dejan sus residuos.

El líquido intersticial proviene de la sangre y está compuesto de minerales y vitaminas de los cuales se alimentan las células y, además, recoge los residuos del metabolismo celular.

La sangre, a través de los vasos sanguíneos, transpira un líquido que contiene los nutrientes para las células. Ese líquido circula por las venas y por los conductos de drenaje y se convierte en la linfa. Es de color transparente o blancuzco, por lo que se la conoce también como "sangre blanca".

Como dijimos anteriormente, los griegos ya habían experimentado el estudio de la linfa. Pero durante siglos, el hombre no reparó en su importancia. Recién alrededor de 1650 se describió en Dinamarca la existencia del sistema linfático como "un río que elimina los desechos del cuerpo de la misma manera que el valle del Nilo al inundarse limpia y lleva la fertilidad".

Sin embargo, no fue hasta la década de 1930 que se hicieron estudios concretos sobre el sistema linfático. Hoy, a pesar de la evolución que la ciencia médica ha tenido, el sistema linfático tiene más dudas que certezas y todavía nos quedan muchas cosas para descubrir sobre su funcionamiento.

La linfa se origina en la sangre y, a través de las paredes de los capilares sanguíneos, se filtra hacia los tejidos. Ese líquido que llega a los tejidos es esencial para la vida de las células.

Pero los capilares sanguíneos, además, tienen la función de absorber otros líquidos que circulan por los tejidos para devolver al caudal venoso. En ese intercambio de líquidos, los capilares deben mantener un equilibrio que no es exacto. Como resultado, quedan residuos en los tejidos que deben ser conducidos por un canal de drenaje. Allí está el origen de la linfa.

Ese líquido intersticial está compuesto de agua con diversas sustancias y restos. A su vez, existen presiones que intervienen en la formación de la misma:

• la presión sanguínea

• la presión del agua que retienen los capilares sanguíneos

• la presión que ejercen sobre los capilares los tejidos

La actividad de esas diferentes presiones producen un desequilibrio en el líquido intersticial que genera una mayor o menor cantidad de linfa. Allí pueden comenzar los problemas en el sistema linfático, es decir, en el sistema de drenaje.

Dentro de ese líquido presente en los tejidos, existe un grupo de células especializadas en la protección del organismo que se llaman linfocitos. Los mismos se originan en órganos afines al sistema linfático (llamados linfopoyéticos) como el bazo, las amígdalas, el timo y los ganglios.

Los linfocitos protegen al cuerpo de elementos extraños que puedan ingresar al organismo reforzando el sistema inmunológico contra el ataque de microbios.

La linfa circula por los capilares linfáticos, por los precolectores linfáticos y por los colectores linfáticos. ¿Cómo son estos conductos? Veamos:

• Los capilares son conductos básicos que recogen la linfa.

• Los precolectores son medios que llevan la linfa de los capilares a los colectores.

• Los colectores se encargan de llevar la linfa a los ganglios.

Sintetizando, entonces, el sistema linfático se encuentra formado por estructuras tubulares membranosas de ramificación convergente, son los capilares linfáticos, que se inician en los espacios intersticiales a nivel de los capilares sanguíneos, en su interior presentan válvulas y sus paredes, a diferencia de las paredes de los vasos sanguíneos, no tienen membrana basal.

LOS GANGLIOS

Además de los capilares linfáticos, los colectores y los precolectores, el sistema posee estructuras dilatadas, llamadas ganglios. Son elementos encapsulados, donde puede hallarse músculo liso inervado.

Los ganglios son las prominencias que se ubican en el trayecto de los vasos linfáticos. Son pequeñas glándulas de forma ovalada y de tamaño variable. Están agrupados en distintos puntos del organismo. Éstos son siempre fijos. Los ganglios actúan como una fortaleza para defender al cuerpo de los ataques de una infección.

Los principales ganglios del cuerpo se encuentran:

- en las axilas
- en la zona del músculo pectoral
- en las ingles
- en los huecos poplíteos
- alrededor del cuello
- en la zona del maxilar
- en la región auricular

Mediante vasos aferentes y eferentes, los ganglios se vinculan a través de los conductos linfáticos.

Los vasos aferentes llevan la linfa hasta el ganglio, y los eferentes la extraen de los mismos.

Si bien su número y su tamaño varían de acuerdo con cada individuo podemos contar más de 700 ganglios a lo largo de los canales linfáticos.

La ubicación de los ganglios puede ser superficial (ubicado en el tejido subcutáneo), o más profundo (en las cavidades viscerales). Por lo general se presentan agrupados. Veamos ahora cuáles son los principales grupos ganglionares:

- **ganglios de las axilas:** braquiales, pectorales, subclaviculares, torácicos y dorsoescapulares.

- **ganglios mamarios:** centrales, subclaviculares, mamario externo, mamario interno, mamario superior y mamario inferior.

- **ganglios inclinares:** ganglios externos y ganglios internos.

- **ganglios subpoplíteos:** situados en la parte interna de la rodilla.

- **ganglios epitrocleanos:** comunican la mano con la axila pasando por el pliegue del codo.

LA RED LINFÁTICA

La red linfática determina la dirección del flujo linfático y la ubicación de los ganglios. Está formada por: los capilares linfáticos, las venas linfáticas, los precolectores linfáticos y los colectores linfáticos.

LOS CAPILARES LINFÁTICOS

Son vasos de muy pequeño tamaño que recorren todos los tejidos y que podrían cubrir una superficie superior a los 5000 m². Su estructura es muy simple y está formada por una sola capa de células.

Los capilares linfáticos siguen a los venosos, superándolos en número y con diámetros muy delgados. En los miembros podemos hallarlos tanto superficiales como profundos.

LAS VENAS LINFÁTICAS

Están formadas por la unión de los capilares, y se dirigen hacia los precolectores. Principalmente se dirigen hacia los miembros superiores, los miembros inferiores y el tronco.

PRECOLECTORES Y COLECTORES

Para conducir la linfa entre los capilares y los ganglios existen los precolectores y los colectores. Estos se diferencian pues los precolectores poseen unas especies de válvulas que van regulando la "pesadez" de la linfa. A su vez, se diferencian de las venas linfáticas pues poseen ganglios en su trayecto. Los precolectores conducen la linfa a los ganglios actuando como vasos aferentes y la recogen de ellos desempeñándose como vasos eferentes.

Según sea la ubicación en el organismo, los precolectores tienen direcciones de circulación ascendente o descendente. Pero todos ellos van a desembocar en dos grandes caudales:

* **la gran vena linfática**
(aquí se drena la linfa de la mitad derecha del cuerpo).

* **el canal torácico**
(por aquí la linfa circula de derecha a izquierda, de abajo hacia arriba y de atrás hacia delante).

ZONA POR ZONA, SÍNTESIS DE LA ANATOMÍA HUMANA

CARA Y CUELLO

Las arterias del cuello están representadas por las carótidas primitivas (una a cada lado del cuello) que a nivel del hueso hiodes se dividen en dos ramas: arteria carótida interna (que se encarga de llevar sangre hacia el cerebro) y la arteria carótida externa, que da ramas para diferentes estructuras del cuello y, también, se continúa en la cara como arteria facial, llevando sangre a los músculo de la cara.

La vena facial toma la sangre oxigenada y la lleva hacia la vena yugular donde se encuentra con la vena subclavia para formar un tronco venoso que termina formando la vena cava superior que continúa hasta la aurícula derecha del corazón.

Los linfáticos de la cara siguen un camino paralelo a las venas facial y yugular. Pero en su trayecto se encuentran grupos ganglionares, que son: en la cara, los ganglios preauriculares o parotídeos que reciben linfa de la frente y de la mitad externa de los párpados; los ganglios faciales que forman una cadena paralela a los vasos sanguíneos del mismo nombre y que llevan la linfa de la mitad interna de los párpados, de la nariz, de los labios y del mentón. Desde ellos la linfa es conducida hacia los ganglios yugulares del cuello, que forman cadenas alrededor de cada una de las venas yugulares y que finalmente drenan la linfa según de qué lado estemos en la gran vena linfática o el conducto torácico.

MIEMBROS SUPERIORES

Comencemos haciendo una observación de la anatomía vascular: allí el eje arterial está conformado por la arteria axilar, que continúa con la arteria humeral o braquial a nivel del brazo y, al llegar al pliegue del codo, esta última se divide en sus ramas radial —que desciende por el antebrazo por el borde que da al dedo pulgar—, y la otra rama, la arteria cubital desciende por el antebrazo por el borde que da al dedo meñique. Ambas ramas arteriales llegan a la mano y a los dedos. Todas las arterias están acompañadas por ramas venosas que llevan los mismos nombres que aquellas, y a su vez van acompañadas por linfáticos profundos, cuyo sentido de circulación es desde los dedos hacia la axila donde terminan en una serie de cinco grupos de ganglios.

En la capa profunda del tejido celular se ubican las venas superficiales que, nacidas de un arco en el dorso de la mano, comienzan a viajar en dirección a la axila. En algunos individuos pueden verse a través de la piel. Éstas venas son la vena cefálica del lado correspondiente al dedo pulgar y la vena basílica se ubica en el lado del dedo meñique. Ellas pueden estar unidas a nivel del pliegue del codo por una tercera, la vena mediana que sube anteriormente y se divide en dos ramas, una para cada vena mencionada. En el brazo, la basílica se profundiza muy cerca del codo, en cambio la cefálica se hace profunda en la región del hombro y finalmente ambas terminan en la vena axilar. Al igual que las venas profundas éstas también son acompañadas por linfáticos, en este caso superficiales, que presentan en su trayecto estaciones ganglionares: la primera sobre el pliegue del codo, en su lado interno y la segunda puede hallarse a nivel del hombro en una depresión o surco entre los músculos deltoides y pectoral mayor; finalmente confluyen en los ganglios axilares.

Así podemos concluir que en el antebrazo hallamos corrientes linfáticas superficiales. De ellas, dos son anteriores: una anteroexterna y otra anterointerna; y dos corrientes son posteriores: posterointerna y posteroexterna. Las corrientes profundas son tres anteriores (externa, media e interna) y una posterior (interósea). A nivel del brazo encontramos tres corrientes superficiales anteriores: interna, media y externa; y tres corrientes superficiales posteriores: interna, media y externa. Las corrientes profundas son dos: anterointerna y posteroexterna.

En la axila tenemos una cadena ganglionar horizontal y tres cadenas verticales: mamaria, torácica y subescapular. Desde ellas la linfa pasará hacia la base del cuello para volcarse finalmente en donde se unen las venas subclavias y yugulares profundas gracias a un elemento linfático que es distinto según nos hallemos a derecha o a izquierda. En el primer caso, es por la gran vena linfática y en el segundo, el conducto torácico.

MIEMBROS INFERIORES

Estos presentan dos ejes vasculares: uno anterior y otro posterior.

El eje anterior está formado por la arteria femoral, que desciende por la cara interna del muslo continuándose en la parte posterior de la rodilla y que, al pasar hacia la pierna, se divide en: arteria tibial posterior, arteria tibial anterior y arteria perónea. De éstas la tibial posterior llega a la planta del pie donde termina dividiéndose en las arterias plantar interna y plantar externa que terminarán ramificándose en los dedos. Las venas acompañantes y los linfáticos vecinos constituyen el sistema profundo. El eje posterior se encuentra formado por las arterias glúteas superior e inferior, ésta última se continúa hacia la parte superior del muslo, donde se une al eje anterior por medio de las ramas perforantes provenientes de la arteria femoral profunda. Este eje también tiene sus venas y linfáticos profundos.

También tiene venas superficiales, que son dos: la vena safena interna que proviene del extremo interno del arco venoso del dorso del pie y que se ubica inmediatamente por delante de la parte saliente interna del tobillo. Luego continúa por el borde interno de la tibia hasta el borde interno de la rodilla, y llega al muslo siguiendo al músculo sartorio terminando en la vena femoral cerca del pliegue inguinal. La otra, es la vena safena externa que nace en el extremo externo del arco venoso del dorso del pie, y que posteriormente se ubicará por detrás de la parte saliente externa del tobillo siguiendo por detrás de la pierna hasta el hueco poplíteo donde termina en la vena poplítea.

En las piernas, ambas venas superficiales son acompañadas por linfáticos superficiales. En el muslo tenemos 4 corrientes linfáticas: anterointerna, anteroexterna, posterointerna y posteroexterna. Todas terminan en los ganglios inguinales superficiales superoexterno, superointerno, inferoexterno e inferointerno. En éstos grupos ganglionares también terminan los linfáticos glúteos.

LOS COLECTORES GRANDES

Los vasos linfáticos llevan la linfa desde los extremos de los miembros hacia la raíz de ellos y, posteriormente, tiene que ser conducida hacia la circulación general, al punto de encuentro entre las venas yugulares y subclavias. Esto se logra por medio de dos estructuras encargadas de recibir toda la linfa y volcarla en ese punto venoso y que son la gran vena linfática y el conducto torácico.

De este modo la linfa del miembro superior derecho y la mitad derecha de la cabeza es drenada hacia la gran vena linfática, que se ubica en la base del cuello, y que termina en la confluencia de las venas yugular y subclavia derechas.

La linfa proveniente de los miembros inferiores, y de todo el tronco, así como de la mitad izquierda de la cabeza y del miembro superior izquierdo es volcada en el conducto torácico, que tiene su origen a nivel de la vértebra lumbar desde donde se introduce en el tórax y termina en la confluencia de las venas yugular y subclavia izquierdas.

LOS MOVIMIENTOS Y LAS MANIOBRAS PARA APLICARLO

LOS MOVIMIENTOS Y LAS MANIOBRAS PARA APLICARLO

Existen diferentes métodos para efectuar el drenaje linfático. Si bien todos son similares y las técnicas de los movimientos tienen muy pocas diferencias, entre los métodos más conocidos podemos nombrar:

- El método Vodder
- El método Földi
- El método Leduc
- El método Cool

¿Cómo son los movimientos básicos para aplicar el drenaje linfático?

Para iniciarnos en los trabajos de drenaje linfático, podemos mencionar los siguientes movimientos:

Bombeo

Se hace colocando la mano en la zona afectada y presionando suavemente con la palma de la mano y cediendo. Este bombeo debe repetirse varias veces.

Los miembros superiores e inferiores, las nalgas, la cadera y el cuello son los lugares adecuados para este masaje.

Giratorio

Se lleva a cabo colocando la palma de la mano sobre el lugar por tratar. Se presiona muy levemente y, sin levantar la mano, se la gira un cuarto de vuelta. Luego se suelta y se repite el proceso.

Esta técnica es ideal para aplicar en las extremidades.

Rotatorios

Este movimiento se lleva a cabo colocando la mano abierta, con los dedos estirados y oprimiendo con sus yemas. Se debe apoyar la palma de la mano y empujar hacia abajo, pero sin presionar para permitir que el trabajo con los dedos sea más efectivo. Luego se debe rotar la mano y repetir la operación, cambiando de lugar los dedos.

Está técnica es muy útil en el abdomen, la espalda y los glúteos.

Estos movimientos están basados en los iniciados por Vodder, el creador del drenaje linfático en 1936. Sin embargo, con el correr del tiempo se han producido (y se producen) pequeñas modificaciones en esos movimientos. Según los distintos profesionales, las maniobras de drenaje linfático reciben distintos nombres como: bombeo, empuje, presión, circulares, resorción, rotativos, de llamada, etcétera. Sin embargo, a pesar de los cambios de nombres, los procedimientos son similares a los que mencionamos anteriormente y que ampliaremos en las próximas líneas.

Los movimientos de drenaje linfático pueden practicarse de manera sencilla.

A continuación, vamos a describir 4 maniobras principales con las cuales los terapistas y esteticistas aplican esta técnica en la actualidad:

1. Maniobra para liberar la sobrecarga de la linfa

Se efectúa para liberar a los colectores y precolectores con el objetivo de hacer circular la linfa estancada. Se procede de la siguiente manera:

• En la zona por tratar se coloca la mano abierta y se apoya la parte que va desde la punta del índice al pulgar. Los demás dedos se apoyan muy suavemente.

• La mano se gira hacia el lado del meñique.

• El pulgar acompaña el movimiento de la mano.

• Al llegar al final del movimiento, entre el pulgar y la mano se hace un movimiento de succión (como absorbiendo y yendo hacia arriba).

• En el caso de tener que tratar piernas o brazos, se lleva acabo la misma operación, pero con las dos manos en forma de anillo.

2. Maniobra para conducir la linfa excedente

Esta maniobra busca conducir la linfa que se acumula en exceso en las extremidades hacia los ganglios. El procedimiento es así:

• Se coloca la mano apoyada por su parte exterior, desde el meñique hasta la muñeca.

• Se la hace girar en forma semicircular, apoyando la unión entre la mano y la muñeca.

• Debe continuarse esa rotación hasta usar todo el pulgar.

• Se debe llegar a apoyar todo el resto de la palma.

• Esta maniobra va como empujando la linfa.

• Para aplicarla sobre brazos o piernas podemos usar las dos manos juntas o de a una por vez.

3. Maniobra para presionar los ganglios

Se efectúa con el objetivo de favorecer la reabsorción del líquido intersticial a los canales linfáticos. El método es el siguiente:

• Su usan 4 dedos de la mano, dejando de lado el pulgar.

• Apoyando las yemas de los dedos, se emplea la mano como una cuchara.

• Se presiona primero desde el meñique hacia el índice, haciendo un movimiento semicircular.

• La maniobra se repite, como "vaciando" el ganglio.

• En algunas zonas, como en las ingles, se realiza usando las dos manos superpuestas.

4. Maniobra para producir la reabsorción de la linfa

Este movimiento se emplea sobre las zonas que fueron tratadas para favorecer la resorción de la linfa. Esta maniobra variará de acuerdo con el tamaño de la zona que se trabaja y con la necesidad del paciente y de la consistencia (dura o blanda) del área en cuestión. Si bien es muy variable, se aplica, por lo general, de esta manera:

• Con movimientos simples usando los dedos planos y girándolos desde el meñique hacia el índice.

• Si la zona es más amplia y plana se coloca toda la palma de la mano y se combinan movimientos. Desde el meñique hacia el índice y desde la punta de los dedos hacia el pulgar.

• En zonas muy pequeñas se usa sólo la yema del dedo pulgar y se hacen movimientos de desplazamiento en ambos sentidos.

Para tener en cuenta

Existen rutinas que deben cumplirse con cualquier técnica o maniobra de drenaje linfático. A continuación mencionamos las principales de ellas:

• Las maniobras de drenaje deben llevarse a cabo con una presión moderada.

• Nunca deben deslizarse los dedos por la piel.

• Las maniobras deben realizarse con los dedos y las palmas de las manos moviendo los tejidos, deben moverse como si estuviesen adheridos.

• Es necesario conservar el ritmo de aplicación de las maniobras.

APÉNDICES

APÉNDICES

A lo largo de estas páginas hemos ido describiendo las cualidades del drenaje linfático manual.

Conocimos sus nociones básicas, describimos sus principales maniobras, mencionamos los casos en los cuales es útil y qué beneficios nos aporta, aprendimos a reconocer los principales componentes del sistema linfático y cuál es la naturaleza de la linfa.

Para cerrar esta obra, vamos a graficar los sistemas linfático y nervioso (sobre los cuales actúan las maniobras de drenaje manual), y presentaremos un capítulo final sobre las características de la celulitis.

1. EL SISTEMA LINFÁTICO

1. EL SISTEMA LINFÁTICO

El sistema linfático es una red por la que circula la linfa (un líquido claro muy parecido al plasma sanguíneo), y está relacionado con el sistema vascular ya que en muchas zonas del cuerpo es paralelo a las arterias y venas. La linfa proviene de la sangre y de los fluidos que bañan los tejidos. Tiene la función de transportar los leucocitos, drenar los excesos de líquidos de los tejidos, retornar proteínas a la sangre y conducir las grasas desde el aparato digestivo. Lo integran los vasos linfáticos, los capilares, los ganglios y algunos órganos como bazo, timo y amígdalas.

GANGLIO LINFÁTICO

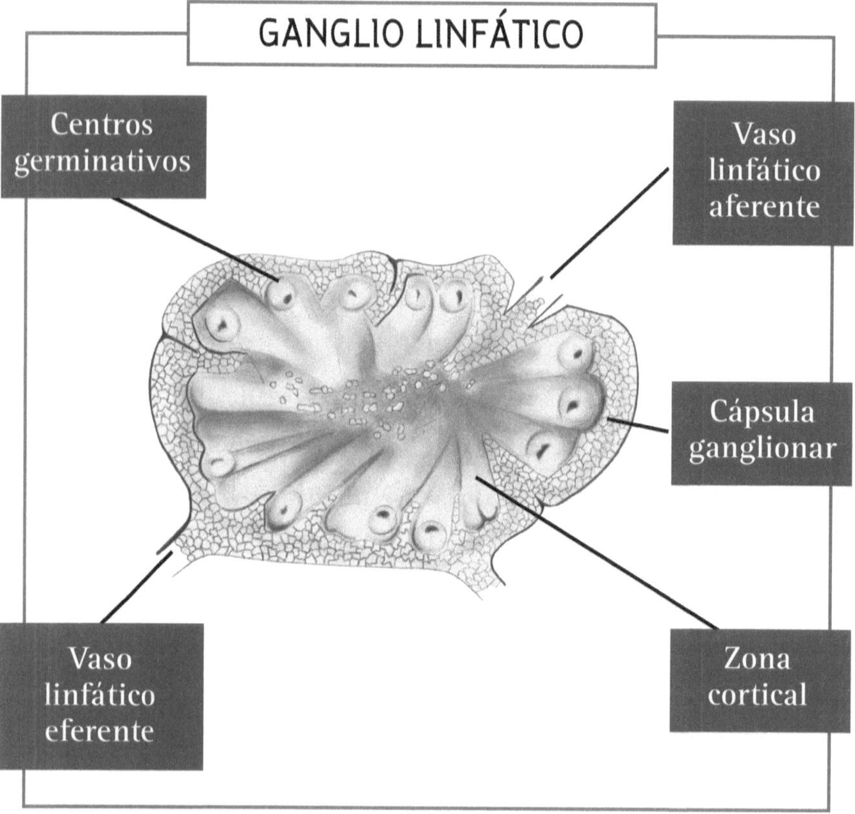

SISTEMA LINFÁTICO

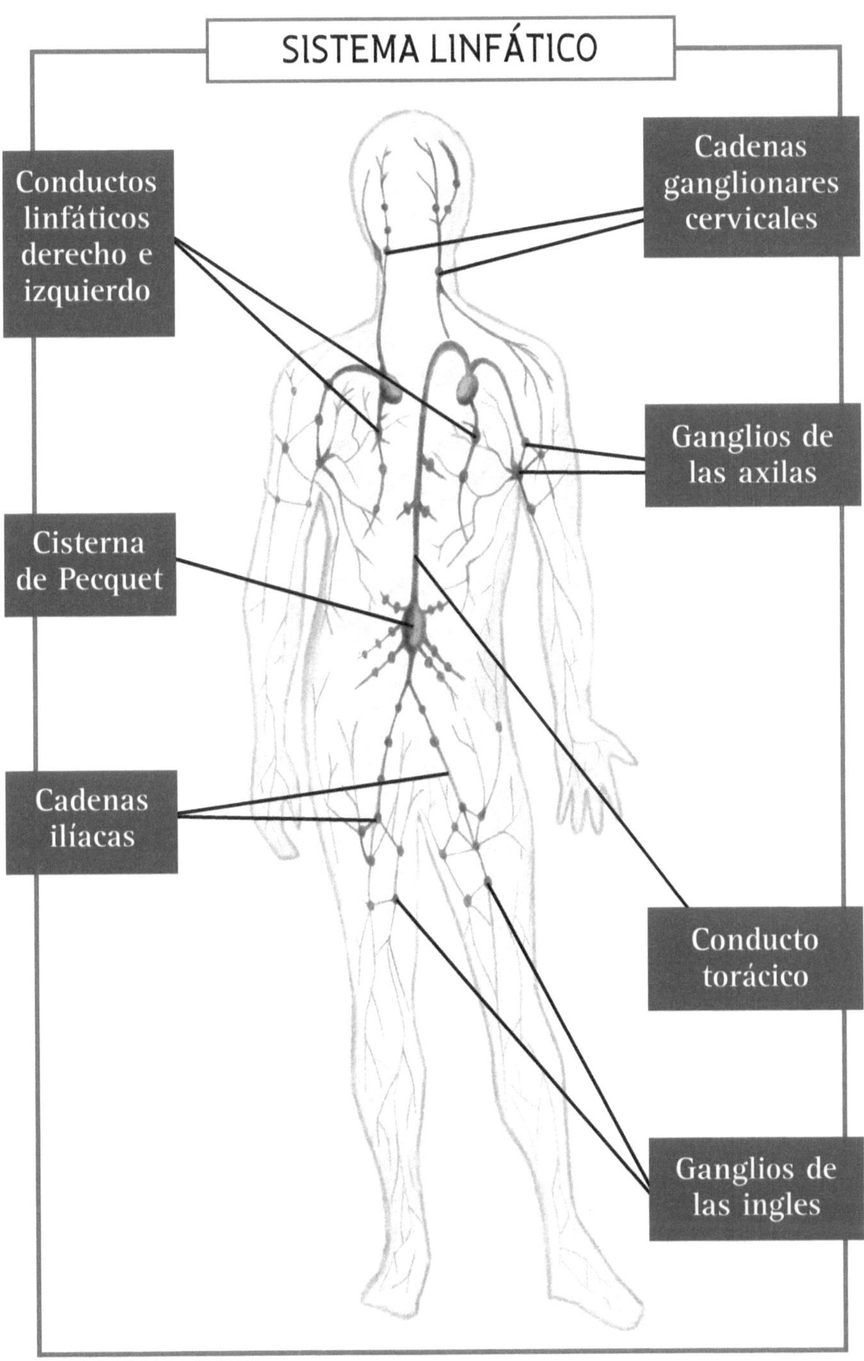

2. EL SISTEMA NERVIOSO

2. EL SISTEMA NERVIOSO

El sistema nervioso es el encargado de controlar y conducir todos los órganos del cuerpo. Está constituido por el encéfalo (que contiene al cerebro), la médula espinal y una red de nervios finos y largos, que recorren todo el cuerpo y están unidos mediante las neuronas. Los nervios pueden ser sensitivos cuando transmiten sensaciones desde el exterior hasta el encéfalo o hasta la médula. Si cumplen la tarea inversa (llevar órdenes desde el encéfalo o la médula hasta los músculos) se llaman motores. Hay muchos que cumplen ambas funciones y se denominan mixtos.

CEREBRO - VISTA SUPERIOR

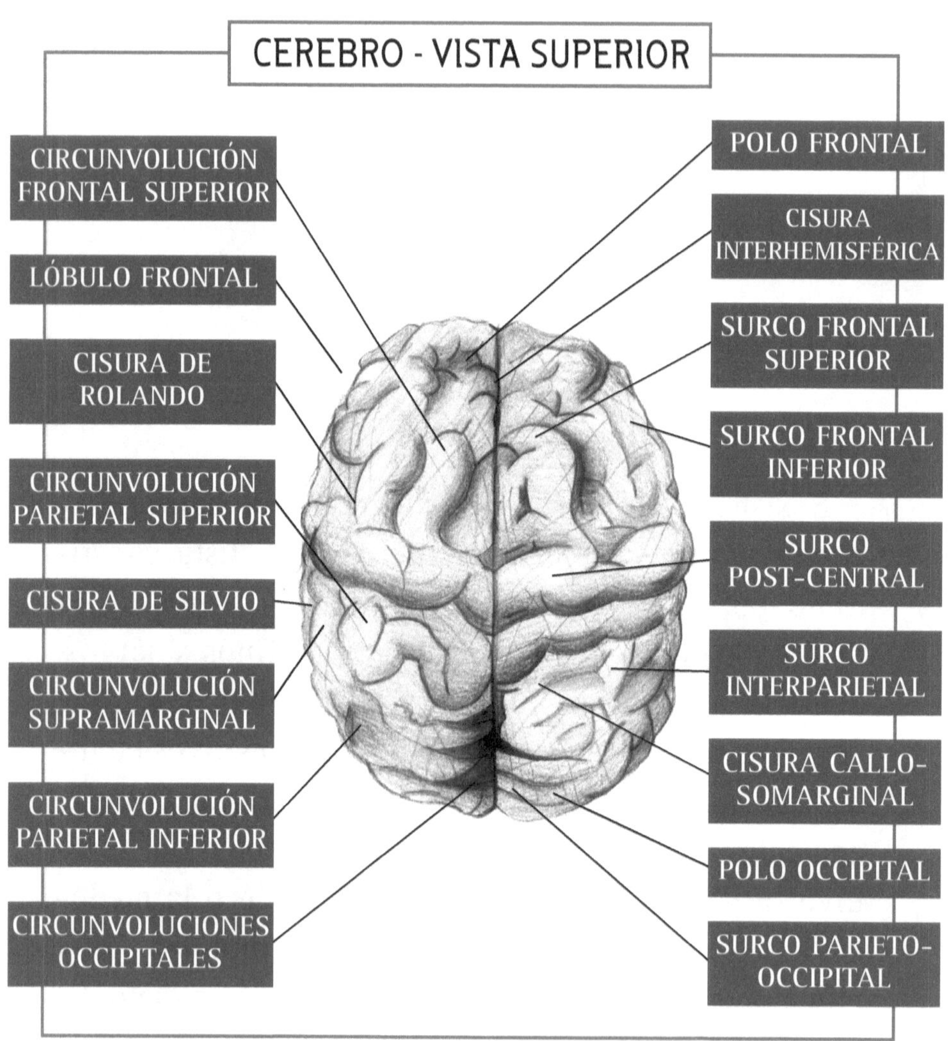

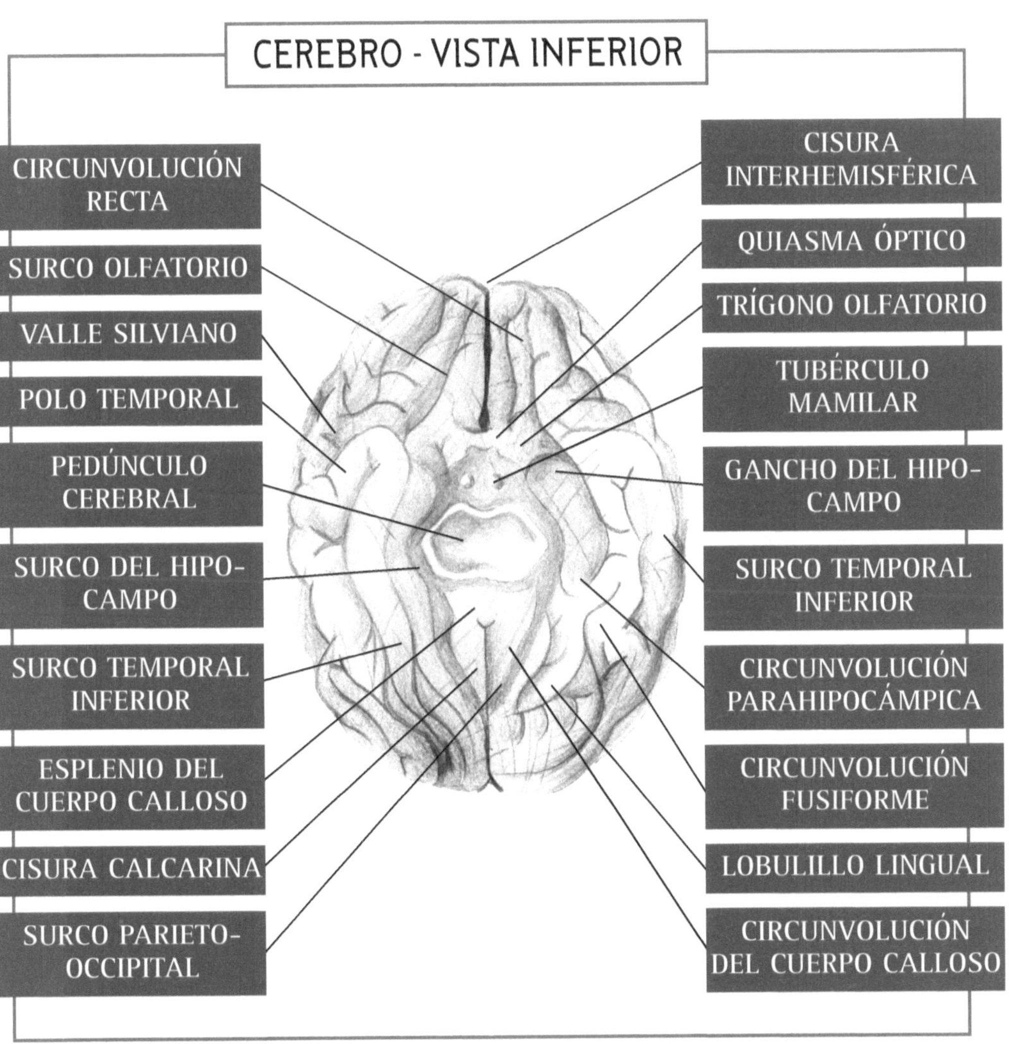

CEREBRO - VISTA INFERIOR
CIRCUNVOLUCIÓN RECTA
SURCO OLFATORIO
VALLE SILVIANO
POLO TEMPORAL
PEDÚNCULO CEREBRAL
SURCO DEL HIPO-CAMPO
SURCO TEMPORAL INFERIOR
ESPLENIO DEL CUERPO CALLOSO
CISURA CALCARINA
SURCO PARIETO-OCCIPITAL
CISURA INTERHEMISFÉRICA
QUIASMA ÓPTICO
TRÍGONO OLFATORIO
TUBÉRCULO MAMILAR
GANCHO DEL HIPO-CAMPO
SURCO TEMPORAL INFERIOR
CIRCUNVOLUCIÓN PARAHIPOCÁMPICA
CIRCUNVOLUCIÓN FUSIFORME
LOBULILLO LINGUAL
CIRCUNVOLUCIÓN DEL CUERPO CALLOSO

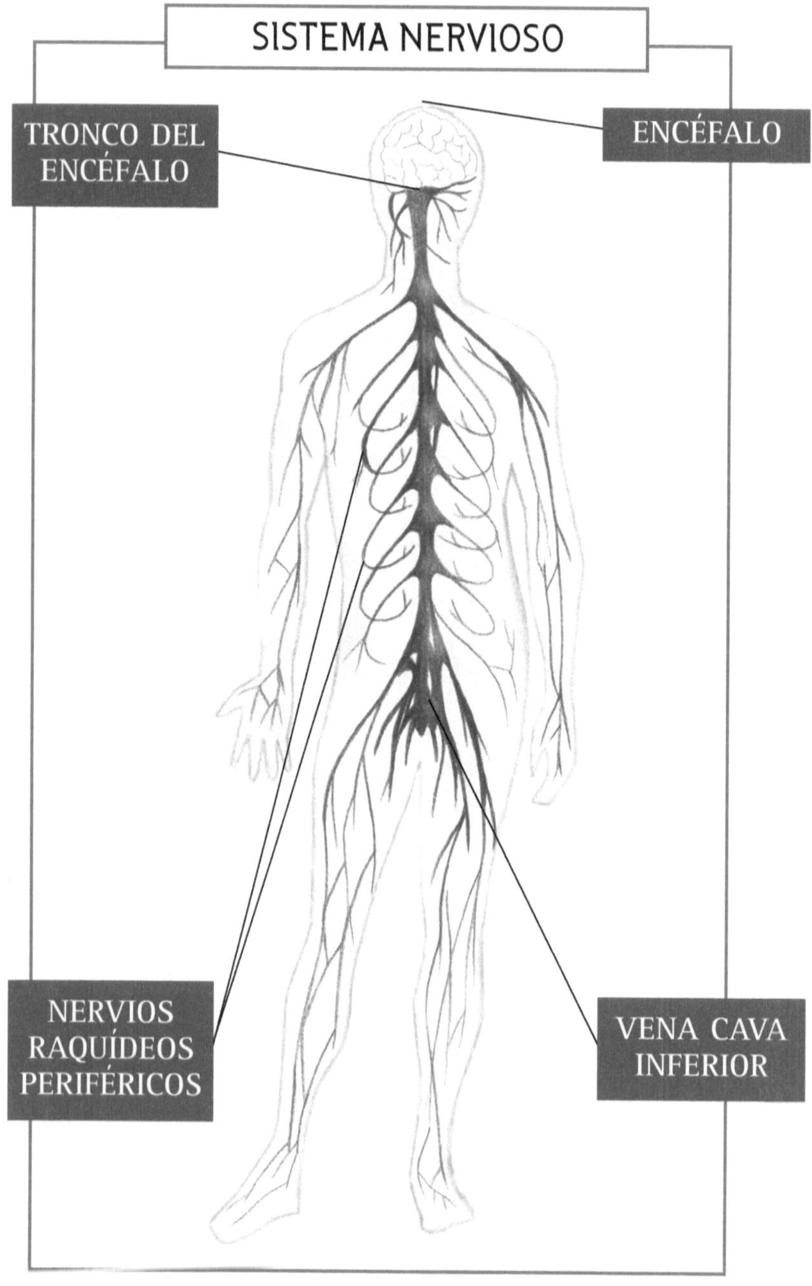

SISTEMA NERVIOSO
TRONCO DEL ENCÉFALO
ENCÉFALO
NERVIOS RAQUÍDEOS PERIFÉRICOS
VENA CAVA INFERIOR

3. ¿QUÉ ES LA CELULITIS?

3. ¿QUÉ ES LA CELULITIS?

La celulitis se debe principalmente a los hábitos alimenticios, el estilo de vida que solemos llevar y, sobre todo, a la falta de ejercicio. La celulitis se instala pronto y resulta muy difícil de eliminar. Con la celulitis no funcionan los remedios rápidos, ni los productos milagrosos. Es un problema complejo en el que intervienen múltiples factores y que debe ser afrontado con métodos terapéuticos de real eficacia, así como con tratamientos paralelos. Es una patología que afecta no sólo a las células grasas, sino también al tejido intersticial y a los vasos sanguíneos más pequeños.

La verdadera celulitis es una enfermedad edematoso-fibroesclerótica que no debe ser considerada como un simple concepto estético y corporal o como una adiposidad localizada.

Etimológicamente la palabra "celulitis" significa inflamación de las células. La celulitis, en realidad, se debe a un trastorno circulatorio a nivel local. Al no producirse un drenaje correcto de nuestras células grasas o adipocitos, los desechos e impurezas se acumulan en forma líquida, al principio, para adquirir después una consistencia espesa.

La acumulación de este líquido espeso produce como consecuencia una irritación de las células llamadas fibroblastos, que comienzan a producir colágeno en mayor cantidad. El resultado es un apelmazamiento de la acumulación y la consecuente tracción de la dermis, lo que ocasiona la temida "piel de naranja". Podemos decir, entonces, que la celulitis proviene de la acumulación de células, muchas veces grasas (adipocitos), organizadas en forma de nódulos, que comprimen los vasos sanguíneos, los vasos linfáticos y las terminaciones nerviosas.

Como consecuencia de esta formación de nódulos, se produce la salida de agua (edema) y otras sustancias de los vasos sanguíneos. Dichas sustancias deterioran las fibras de colágeno y elastina, endureciéndolas y rodeando los nódulos, dando lugar a la lipoesclerosis.

La genética, la vida sedentaria y la acción de algunas hormonas femeninas son el caldo de cultivo ideal para la acumulación de grasa localizada en ciertas zonas, y la aparición de lipodistrofia, conocida comúnmente como celulitis. Este cuadro congestivo localizado, que en un nivel inicial tiene el aspecto de piel de naranja, aparece principalmente en el vientre, la cadera, los glúteos y los muslos, teniendo una escasa relación con el sobrepeso.

En estados avanzados, la celulitis puede crear problemas de más difícil solución como flacidez, edemas, várices, estrías y piernas cansadas, instalándose en zonas muy específicas del cuerpo como caderas, glúteos, vientre, muslos, rodillas y tobillos.

¿Cuáles son los distintos tipos de celulitis?

La adolescencia, la época premenstrual, el embarazo y la menopausia son situaciones de alto riesgo que pueden desencadenarla, aunque también la herencia genética juega un papel importante. Debido a motivos hormonales, la celulitis afecta al 90% de las mujeres y no sólo en el caso de las más obesas.

Aunque la celulitis se puede observar de distintas formas en las mujeres, esta dolencia se puede agrupar en clases que ayudarán a identificarlas.

Para los profesionales de la estética, existen cinco tipos de celulitis.

Dentro de esta clasificación, encontramos:

- Celulitis generalizada

- Celulitis localizada

- Celulitis dura

- Celulitis flácida o blanda

- Celulitis edematosa

Veremos a continuación las características principales de estos tipos de celulitis:

celulitis generalizada:

Este tipo de celulitis aparece, casi exclusivamente, en mujeres obesas, con hábitos alimentarios desequilibrados. Comienza en la pubertad y con el aumento de la edad los factores suelen ser cada vez más desfavorables.

Los trastornos suelen incrementarse, por lo que se ocasionan importantes cambios estéticos.

celulitis localizada:

La celulitis localizada es un tipo de celulitis que origina fenómenos dolorosos. Las zonas donde suele instalarse, mostrando preferencia, son las piernas, el abdomen, las nalgas, los tobillos, la parte inferior de la espalda, la parte superior de los brazos y la parte superior de la espalda, justo debajo de los hombros.

celulitis dura:

Esta celulitis se encuentra en mujeres jóvenes de buen físico y generalmente deportistas o bailarinas, cuyos tejidos son firmes y bien tonificados y sin edemas, lo que dificulta su localización.

Sin embargo, la celulitis se hace evidente, por medio de la prueba del pellizco en la piel (aparece la piel de naranja).

CELULITIS FLÁCCIDA O BLANDA:

La celulitis flácida es típica en personas sedentarias o en aquellas que alguna vez fueron activas y ya no lo son. Por consiguiente, suele verse reforzada por los malos hábitos de vida.

También se presenta en personas que han sido sometidas a distintos tipos de tratamiento, en donde han subido y bajado de peso bruscamente.

CELULITIS EDEMATOSA:

Se encuentra en mujeres de todas las edades, pero es más frecuentes en jóvenes y adolescentes.

En mujeres de edad suele presentarse como piernas gruesas.

La celulitis edematosa suele localizarse principalmente, en los miembros inferiores, donde la piel presenta a simple vista, la típica piel de naranja. Este tipo de celulitis suele ir acompañada de dolores e hinchazón.

Las zonas más afectadas

La celulitis en general, a la hora de instalarse, suele elegir determinadas zonas del cuerpo. Destacan los muslos, las nalgas (que adquieren un aspecto acolchado), el vientre (donde la celulitis se instala a partir de los 40 años, sobre todo debido al sedentarismo) y el interior de las rodillas (donde puede surgir ya en la pubertad y es muy reacia a los tratamientos). También la cara interna de los brazos es considerada zona de riesgo (sobre todo durante el embarazo y tras los aumentos de peso) y el cuello (que es afectado por la celulitis especialmente durante y después de la menopausia y que da origen al llamado "cuello de bisonte").

Los factores que determinan su aparición

Nadie nace condenado a padecer celulitis. Ni hombres ni mujeres. De hecho, los adipocitos son básicamente iguales entre ambos sexos. Sin embargo el sistema hormonal es el que hace que, con la llegada de la pubertad, aparezcan las diferencias. Y en el caso de la mujer, una de esas diferencias es la propensión a acumular grasa como fruto de los estímulos que sus hormonas envían a los adipocitos.

A fin de cuentas, la grasa cumple una función esencial en la reproducción de la especie y la naturaleza se ha asegurado de que la mujer almacene en su cuerpo la energía necesaria para hacer frente a etapas como el embarazo o la lactancia. En ese sentido, se ha constatado que tanto la baja fertilidad como la esterilidad son más frecuentes en mujeres delgadas o de masa muscular muy desarrollada, que en las mujeres con mayor sobrepeso. De todas formas, cabe aclarar que no se trata de un hecho determinante puesto que hay mujeres que han dado a luz varios hijos y nunca han tenido celulitis.

Generalmente, la celulitis suele combatirse por razones estéticas pero en muchos casos el problema se convierte en una enfermedad dolorosa. Una celulitis muy acusada puede llevar asociados trastornos como cefaleas, depresión, baja autoestima, hipersensibilidad, artritis y hasta deformaciones físicas. Por lo tanto y en tales casos, ya no hablamos de un problema estético sino de salud.

Como dijimos, la celulitis, aunque no es un fenómeno exclusivamente de la mujer, tiende a afectar a ésta principalmente. Además, no se manifiesta de la misma manera en todas las personas. Esto deja ver que existen ciertos factores que predisponen a la celulitis. Dentro de estos factores, encontramos:

- Factores hormonales

- Factores congénitos

- Factores alimentarios

- Estilo de vida

- Factores psicológicos

Factores Hormonales

Durante el transcurso de la vida de la mujer, se presentan varios momentos en que la misma se encuentra susceptible a contraer celulitis. Estos momentos son la pubertad, el embarazo y la menopausia.

Durante ellos, existe en el cuerpo femenino un aumento de la actividad de estrógeno, que provoca una modificación del reparto y volumen del tejido adiposo, favoreciendo el cúmulo de grasa.

Entonces, decimos que la celulitis está ligada a los estrógenos secretados (para preparar la mucosa uterina antes de la ovulación). Por lo tanto, el riesgo de desarrollar o de agravar una celulitis, se agudiza en los momentos de la vida de la mujer anteriormente citados.

Sin embargo, cabe aclarar que la lactancia materna favorece su desaparición, en caso de tener celulitis. Asimismo, si aún no se la tiene, previene su aparición.

Factores congénitos

Mediante la realización de diferentes estudios, se ha comprobado que las personas que tienen antecedentes familiares de celulitis, presentan una mayor predisposición a padecerla. Esto nos lleva a afirmar que puede aparecer celulitis en personas no obesas.

Factores alimentarios

Es bien sabido que los malos hábitos alimenticios pueden provocar una eliminación deficiente de lípidos, prótidos y glúcidos. También la mala alimentación provoca trastornos digestivos, que implican una mala eliminación de desechos y toxinas.

Estilo de vida

Hay diferentes costumbres en la vida de una persona que agravan la posibilidad de contraer celulitis. Estas costumbres tienen que ver con la vida sedentaria, el tabaco, el consumo de alcohol, el uso de ropa ajustada. Son todos factores que predisponen a la aparición de la celulitis.

Factores psicológicos

Existen otros factores de orden psicológico, como el cansancio, el nerviosismo, la ansiedad y el estrés, que favorecen en las personas la aparición de alteraciones circulatorias. Dichas alteraciones promueven el proceso de formación de la celulitis.

Claves para combatirla o prevenir su aparición

Prevenir la aparición de la celulitis depende de cada persona. En general tiene que ver con un estilo de vida más óptimo y equilibrado, en el que los diversos factores que hemos enumerado pueden tenerse en cuenta, para controlarla o evitarla.

Hay algunos consejos prácticos que se deben tener en cuenta para prevenir o combatir la celulitis. Por ejemplo, es clave beber agua, hacer ejercicio y seguir una dieta sana.

- **Beber agua**

Es ideal beber agua, al menos 2 litros al día, repartidos entre comidas.

- **Observar a tu madre**

La predisposición a la celulitis se hereda, si en la familia hay casos de celulitis, es conveniente seguir el plan de prevención.

- **Comer fruta**

Tomar cinco piezas de fruta al día como mínimo. Por su riqueza en vitaminas, minerales, fibra y agua son un medicamento ideal para combatir la celulitis.

- **Abandonar los malos hábitos**

Es conveniente dejar el tabaco, el alcohol y el café, enemigos de la salud, la juventud, la piel, etcétera.

• **Usar las escaleras**

Un ejercicio tan sencillo, pero tan beneficioso para conservar las piernas jóvenes.

• **Ingerir fibra**

No deberíamos pasar un día sin fibra. La misma regula el intestino.

• **Compensar los desequilibrios hormonales**

La menstruación, los embarazos, la menopausia, descolocan los sistemas. Es conveniente tenerlos en cuenta y evitar los inconvenientes que acarrean.

• **Dejar las grasas**

Los productos de panadería, helados, bebidas con gas, fritos, etc. y los alimentos salados (ahumados, salazones, salsas, etc.) son enemigos de la salud.

• **Evitar baños de agua muy caliente**

Las duchas de agua fría (o alternadas) mejoran la circulación y aumentan las defensas naturales.

• **Ejercitarse diariamente**

Constancia día a día, hacer los ejercicios específicos durante toda la vida, ya que la celulitis vuelve, en cuanto uno se descuida.

Como dijimos anteriormente, existen diversos factores que posibilitan la aparición de la celulitis. En la medida que modifiquemos estos factores, podremos darle batalla a la misma, mejorando la calidad de vida, y favoreciendo y dando lugar a una salud ideal.

Ejercicios y alimentación para combatir la celulitis

El drenaje linfático que hemos descrito hasta el momento es una de las terapias de las que disponemos para combatir la celulitis. Volvemos a recordar que dicha técnica debe ser llevada a cabo por terapistas especializados y que necesitamos un chequeo médico antes de someternos al drenaje linfático pues existen contraindicaciones para muchos pacientes.

Pero como hemos visto, la celulitis es una alteración que muestra varias aristas y que no alcanzará con algún tratamiento o con una sesión para erradicarla. La batalla contra la celulitis debe comenzar por un profundo cambio de hábitos. Y la ejercitación y la alimentación son dos pilares fundamentales en esa batalla.

La ejercitación

Cuando hablamos de ejercitación no pretendemos decir que una deba convertirse en atleta o entrenarse como para ir a los Juegos Olímpicos. Hablamos de trabajos físicos adecuados y controlados para cada paciente que pueden incluir:

- andar en bicicleta
- caminar
- correr
- nadar

Básicamente se deben buscar trabajos físicos que nos ayuden a tonificar las piernas, pero partiendo desde la necesidad de que sean constantes y habituales. ¿Qué queremos decir? Que es preferible caminar, correr o andar en bicicleta 30 minutos por día y no cometer el error de muchas personas que en un día se "matan" durante 3 horas y después no pueden volver a entrenar en el resto de la semana. La habitualidad y la constancia serán fundamentales en esta tarea.

Las actividades físicas, además de tonificar, mejoran la circulación, favorecen la respiración, contribuyen a que la linfa se movilice e impiden una acumulación mayor de grasas.

La alimentación

La alimentación es la otra rutina básica que debe adoptarse junto a la ejercitación para mejorar nuestra defensa contra la celulitis. Existe una relación estrecha muy cercana entre la mala alimentación y la acumulación de toxinas que favorecen la aparición de la celulitis.

Los alimentos más adecuados para contrarrestar la celulitis son los que aportan pocas calorías y poseen propiedades diuréticas, beneficiando así la actividad de los riñones. Con la alimentación sana y equilibrada el aspecto de la celulitis mejora considerablemente.

Comer sano y variado es la mejor manera de ayudar al organismo a depurar toxinas y movilizar grasas. Las dietas ricas en grasas saturadas y los adelgazamientos drásticos aceleran y empeoran la situación.

Hay tres principios esenciales que debe tener presente una dieta para combatir la celulitis:

• Debe ser rica en agua: de este modo se logra por un lado purificar el organismo forzando al riñón para que elimine más agua y, por lo tanto, más residuos tóxicos. Por otro lado, el agua extraerá la sal, limpiando las zonas con celulitis. Es aconsejable beber agua en el transcurso de las comidas, siempre y cuando la alimentación sea sin sal. Hay que destacar que el agua que ocupa permanentemente una parte del estómago desempeña la función de un corte de digestión natural. Es recomendable beber aguas minerales ligeramente diuréticas.

• Debe ser pobre en sal: ya que la sal fija el agua en los tejidos. Por otro lado, el régimen sin sal no presenta ningún inconveniente y la alimentación ya aporta la suficiente cantidad de este mineral, para las necesidades esenciales del hombre. La sal abre el apetito, pero la insipidez de los alimentos calma rápidamente el hambre. Es indispensable suprimir la sal adicional. Es importante aclarar que, además, hay que evitar los alimentos ricos en sal como ser los embutidos, los quesos, el chocolate, etc.

• Debe ser rica en proteínas animales: este es el principio básico de la dieta anti celulitis. A partir de exámenes de sangre practicados en una serie de mujeres con celulitis, se puede demostrar que, con mucha frecuencia, hay una disminución de proteínas en la sangre, lo cual implica predisposición hacia el edema. Las proteínas animales son alimentos que provienen de la carne animal, y pueden encontrarse tanto en la carne magra, como en la ternera, pescado, crustáceos, aves, huevos y quesos. Cuando están combinadas con materias grasas (casi siempre), es necesario separarlas. Este punto es sumamente importante, ya que las proteínas son los únicos alimentos indispensables para el organismo, y éste no sabe fabricarlas. Si carecemos de proteínas, se reabsorben sus propios músculos. Por lo tanto, un régimen con proteínas permitirá que los tejidos se adelgacen, sin reblandecerse demasiado.

No hay que confundir "bajar peso" con eliminar la celulitis. Una cosa no tiene nada que ver con la otra. Por lo general, las dietas para adelgazar pueden resultar contraproducentes para el aspecto de la piel y el organismo en general.

Recomendaciones

En lugar de restringir drásticamente el consumo de alimentos de muchas calorías, lo mejor es tomar alimentos sanos y variados. Hay una gran cantidad de ellos que resultan eficaces a la hora de eliminar la celulitis por sus propiedades diuréticas, depurativas o reguladoras.

¿Qué alimentos se aconsejan? Los que son ricos en vitaminas y minerales (frutas, legumbres, verduras) poseen grandes propiedades beneficiosas para nuestro organismo: actúan como antioxidantes naturales, mejoran la circulación y el retorno venoso, limpian las arterias y retrasan el envejecimiento celular. Entre ellos, podemos mencionar:

- Acelgas
- Ajo
- Alcachofas o alcauciles
- Ananá
- Apio
- Arroz integral
- Cebolla
- Cereales integrales
- Espárragos
- Espinacas
- Fresas
- Kiwi
- Lácteos descremados
- Limón

- Manzanas
- Pan integral (en cantidades moderadas)
- Sandía
- Zanahoria

Cocinar con aceite de oliva y beber entre 2 y 3 litros de agua al día también son hábitos saludables.

Del mismo modo que hay alimentos recomendables, hay otros que deben evitarse, como por ejemplo:

- Bebidas alcohólicas
- Café, cacao y chocolate
- Alimentos muy procesados
- Dulces industriales
- Proteínas, en exceso
- Sal
- Manteca
- Embutidos

Algunas dietas que pueden ayudarnos

Para depurar

Esta dieta sirve para una profunda desintoxicación en el organismo. Debe realizarse una vez a la semana para depurar y desintoxicar todo el cuerpo, ayudándolo a eliminar los excesos y depurar las toxinas acumuladas durante siete días, que se fijan en algunas zonas claves del cuerpo. Durante ese día debemos:

• no se debe pasar hambre.

• se puede comer sin límite de cantidad, pero un alimento vegetal de temporada como frutas, verduras u hortalizas.

• es conveniente ingerir alimentos crudos, cocidos o en jugos y beber al menos 2 litros y medio de agua.

Muchas mujeres adoptan esta dieta para depurarse durante toda su vida. Lo hacen como un hábito y es muy recomendable y saludable. Además de combatir la celulitis, es una excelente medida para mejorar el aspecto general de la piel.

Dieta de 3 períodos

Debe practicarse de manera controlada por un profesional y acompañada de otras medidas para combatir la celulitis. Se lleva a cabo en 3 lapsos de dos semanas cada uno.

• En el primer período se ingieren proteínas puras: durante quince días se pueden ingerir seis categorías de alimentos, en cantidad ilimitada, tan a menudo como se desee y también se pueden mezclar entre sí todos estos alimentos. Se dispone de entera libertad, para ingerir estas seis categorías de alimentos.

- Carnes rojas (a la parrilla o hervidas).

- Pescados (lenguado, merluza, bacalao, dorado, salmón, salmonete, pescadilla y raya, etc.). También pueden comerse mariscos y langostinos. Deben hacerse hervidos, a la parrilla o al horno.

- Aves de corral (pollo, asado y sin la piel).

- Huevos (duros o pasados por agua).

- Quesos blancos.

- Agua mineral (dos o tres litros de agua mineral por día).

Se puede consumir en forma moderada café, té y demás infusiones. Las mismas pueden ser endulzadas con un edulcorante dietético, pero sin azúcar. La sal debe ser sustituida por una sal dietética y la mostaza no debe contener sal. Está permitido ingerir vinagre, pimienta y algunas hierbas (tomillo, laurel, romero...).

En cambio, el limón está prohibido (excepto sobre el pescado y en el té).

Descontando los alimentos mencionados, todo lo demás queda prohibido, incluso las frutas y legumbres.

• En el segundo período de 2 semanas se pueden ingerir los mismos alimentos mencionados en la etapa inicial, pero ahora se incorporan las verduras (cocidas en agua o crudas).

- Tomates, pepinos, rábanos, judías verdes, espinacas, espárragos, puerros, coles, champiñones, apios, hinojo, morrones y calabazas.

• Para el período final se pueden agregar las frutas pero en forma limitada y no todas ellas. Sólo se autorizan el pomelo y el ananá y otras frutas de estación como duraznos y melón.

Existen casos (y son muchos y cada vez más comunes) de mujeres flacas con presencia de celulitis. Para estos casos es desaconsejable realizar una dieta muy prolongada pues el descenso de peso puede provocar más daños que la celulitis misma. Para estos cuadros, se puede aconsejar —siempre bajo control médico— realizar la dieta anterior, pero en períodos de 3 días solamente.